经穴与推拿

经穴与推拿

编写组 编

U0391011

贵州科技出版社

图书在版编目(CIP)数据

经穴与推拿 /《经穴与推拿》编写组编. —— 贵阳：
贵州科技出版社，2021.2
（推开中医的门）
ISBN 978－7－5532－0914－2

Ⅰ．①经… Ⅱ．①经… Ⅲ．①经穴－推拿 Ⅳ.
①R244.1

中国版本图书馆 CIP 数据核字(2021)第 008294 号

经穴与推拿
JINGXUE YU TUINA

出版发行	贵州科技出版社
地　　址	贵阳市中天会展城会展东路 A 座(邮政编码:550081)
网　　址	http://www.gzstph.com
出 版 人	熊兴平
经　　销	全国各地新华书店
印　　刷	贵州新华印务有限责任公司
版　　次	2021 年 2 月第 1 版
印　　次	2021 年 2 月第 1 次
字　　数	100 千字
印　　张	5.5
开　　本	787 mm×1092 mm　1/32
书　　号	ISBN 978－7－5532－0914－2
定　　价	30.00 元

天猫旗舰店:http://gzkjcbs.tmall.com
京东专营店:http://mall.jd.com/index－10293347.html

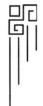
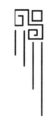

"推开中医的门"丛书编委会

主　编：崔　瑾　熊兴平

编　委：杨孝芳　马武开　安贞祥　徐远坤

　　　　朱　星　陈云志　孙庆文　胡成刚

　　　　曹　峰　龙奉玺　李　燕　陈　竹

　　　　李扬林　石国凤

工作组：刘金金　徐　梅　施　雯　刘利平

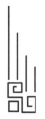
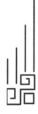

扫码免费获取电子书

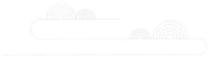

前　言

　　《健康中国行动(2019－2030年)》提出,"把提升健康素养作为增进全民健康的前提,根据不同人群特点有针对性地加强健康教育与促进,让健康知识、行为和技能成为全民普遍具备的素质和能力,实现健康素养人人有",同时《中医药发展战略规划纲要(2016－2030年)》提出,"推动中医药进校园、进社区、进乡村、进家庭,将中医药基础知识纳入中小学传统文化、生理卫生课程,同时充分发挥社会组织作用,形成全社会'信中医、爱中医、用中医'的浓厚氛围和共同发展中医药的良好格局"。有鉴于此,为让大众更快更好地读到、学到中医药知识,并能快速应用于生活,贵州科技出版社联合贵州中医药大学推出"推开中医的门"丛书。

　　本丛书旨在普及中医药知识,在内容上,包括中医故事、中药故事、基础理论、诊断、实用技术、护理、保健、养生、经络与穴位、针灸等,涉及中医药的方方面面;在写作风格上,主要采用图文对照或以图为主,可方便读者快速理解和对照操作;在可读性上,根据实际调查或读者反映,挑选出大众真正需要了解或实际生活中能普遍运用到的知识,以便读者能有所收获;在融媒体方面,本丛书将同时上架电子图书,对部分实用性较强的操作,会提供展示视频,以便读者对照操作;部分图书会随书附赠一些文创产品,以解决读者购买小物品的麻烦。

　　由于时间仓促,编者水平有限,书中难免存在错误和不妥之处,敬请读者批评指正。

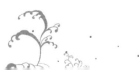

目　录

上篇 经络与穴位

第一章 认识经络

一、经 络

经脉和络脉合称经络。"经"像直行的小路,是经络系统中纵行的主干,多处于人体的深部。"络"则是经脉的分支,网络全身,分布于人体较浅的部位。经络内属脏腑,外络肢节,运行全身气血,沟通内外上下,遍布全身,使人体成为一个完整的统一体,以维持人体生理功能的协调和平衡。

二、经络系统

经络系统是由十二正经、奇经八脉和附属于十二正经的十二经别、十二经筋、十二皮部,以及络脉的十五别络、浮络、孙络等组成。

十二正经即手三阴经、足三阴经、手三阳经、足三阳经,是气血运行的主要通道。奇经八脉,即督脉、任脉、冲脉、带脉、阴跷脉、阳跷脉、阴维脉、阳维脉,有统率、联络和调节十二正经的作用。十二经别,是十二正经别行的支脉,主要加强十二经脉中互为表里的两经之间的联系,因而能补十二正经之不足。十二经筋是十二正经与筋肉和体表的连属部分,是十二正经的附属部分。十二皮部是十二正经的功能活动反映于体表皮肤的部位,也是经络之气的散布所在。

络脉是经脉的分支,有别络、浮络、孙络之分。别络是较大的和主要的络脉。十五别络是指十二正经别络,加上督脉别络、任脉别络及脾之大络。浮络是循行于浅表部位而常浮现的络脉。孙络是最细小的络脉。

三、十二正经主治病证

1. 足阳明胃经

主治某些消化系统、神经系统、呼吸系统、循环系统病证和咽喉、头面、口、牙、鼻等病证,以及本经脉循行部位的其他病证。

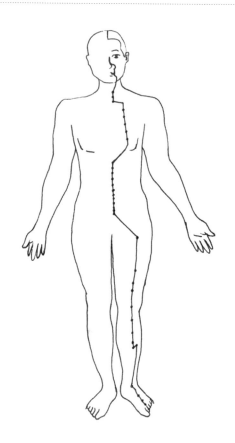

2.手阳明大肠经

主治头面、五官、咽喉、皮肤、肠胃、神经系统等病证和热病，以及本经脉循行部位的其他病证。

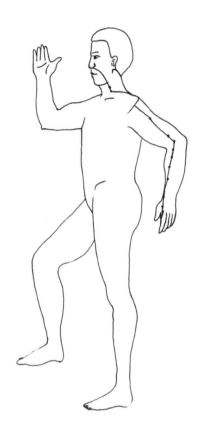

3.足少阳胆经

　　主治头、目、耳、咽喉等部位病证和神志病、热病，以及本经脉循行部位的其他病证。

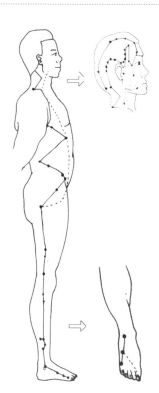

4. 手少阳三焦经

　　主治头、耳、目、胸胁、咽喉等部位病证和热病，以及本经脉循行部位的其他病证，如腹胀、水肿、遗尿、小便不利、耳鸣、耳聋、咽喉肿痛、目赤肿痛、颊肿，以及耳后、肩臂肘部外侧疼痛等。

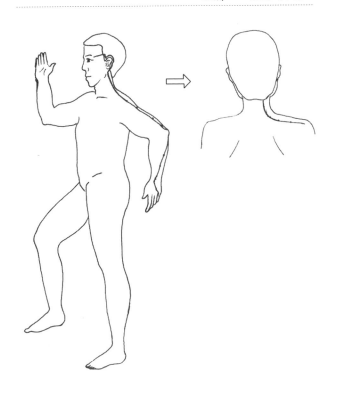

5.足太阳膀胱经

主治脏腑、头部等部位的病证,以及本经脉循行部位的其他病证,如头、项痛,头、项强痛,眼痛多泪、鼻塞,流涕,衄血,痔疮,本经脉所过的背、腰、骶、大腿后侧、腘窝、腓肠肌等处疼痛,足小趾运动障碍,疟疾,癫狂,小便淋漓、短赤,尿失禁,等等。

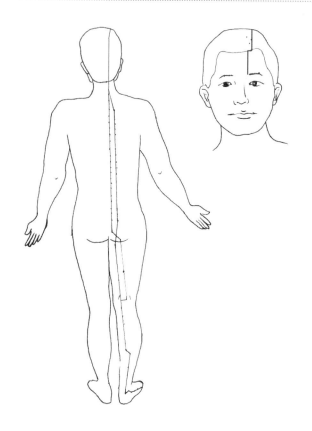

6. 手太阳小肠经

主治本经脉循行部位的病证，如肩背、颈椎、面、耳等部位疾病。

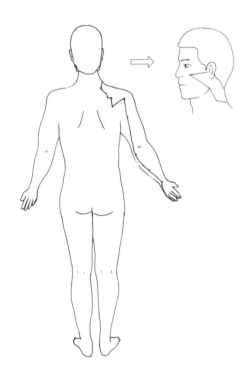

7.足太阴脾经

主治脾胃病、妇科病,以及本经脉循行部位的其他病证,如胃脘痛、食则呕、嗳气、腹胀、便溏、黄疸、身重无力、舌根强痛、下肢内侧肿胀、厥冷、足大趾运动障碍等。

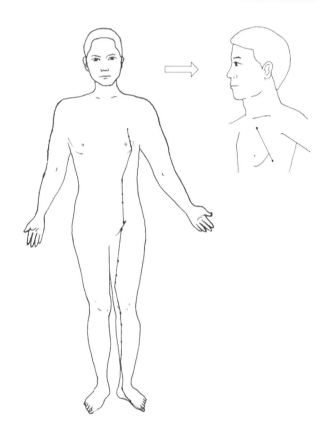

8.手太阴肺经

主治肺、胃、大肠、咽喉等部位病证,以及本经脉循行部位的其他病证,如咳、喘、咯血、咽喉痛等。

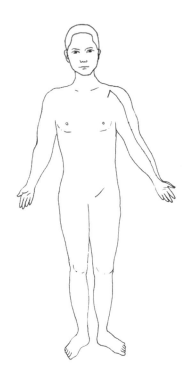

9.足厥阴肝经

　　主治肝病、妇科病,以及本经脉循行部位的其他病证,如腰痛、胸满、呃逆、遗尿、小便不利、疝气等。

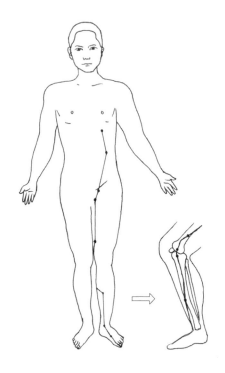

10.手厥阴心包经

　　主治心、胸、胃等部位病证和神志病,以及本经脉循行部位的其他病证,如心悸、心烦、胸胁支满、心痛、精神失常、手心热、腋肿、面赤、目黄等。

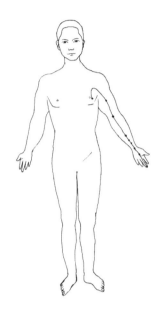

11. 手少阴心经

　　主治心、胸等部位病证和精神方面的疾病，以及本经脉循行部位的其他病证，如胸闷、脸发红、四肢沉重、易疲倦、气血不良、胸痛、心悸亢奋、语言障碍、呼吸不畅、血液循环不良引起的头痛、口干口苦、掌心发热等。

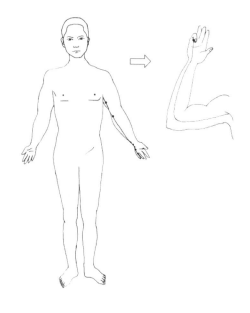

12.足少阴肾经

主治妇科病和肾、肺、咽喉等部位病证,以及本经脉循行部位的其他病证,如耳鸣、月经不调、口干舌燥、血压异常、小便量少、尿液浑浊、性欲减退、神经衰弱、足发热发汗、生殖器病变、健忘、尿频、腿酸、便秘、骨质疏松、天寒手脚冰冷、脚气等。

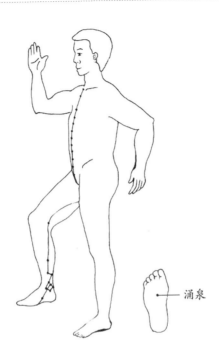

涌泉

第二章　认识穴位

一、头　部

1. 百　会

【定位】在头顶部,前发际正中直上 5 寸处。即两耳尖向上连线中点凹陷处。

【主治】头痛,眩晕,血压异常,半身不遂,失眠,脱肛,胃下垂,子宫脱垂,等等。

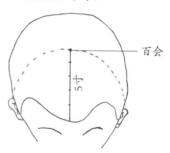

2. 四神聪

【定位】在头顶部,百会前后左右各开 1 寸处,由 4 个穴位组成。

【主治】头痛,眩晕,失眠,健忘,多梦,癫痫,神志异常,中风后遗症,等等。

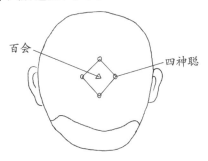

3. 风　池

【定位】在后颈部,后头骨下,2 条大筋外缘陷窝中,与耳垂平齐。即枕骨下斜方肌与胸锁乳突肌之间的凹陷中,按压有酸胀感。

【主治】头痛,头晕,感冒,落枕,颈项强直,中风后遗症,等等。

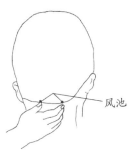

4.风　　府

【定位】在后颈部,后发际正中直上 1 寸,枕外隆凸直下凹陷中。即沿脊柱向上,入后发际 1 横指处。

【主治】头痛,头晕,感冒,咽痛,鼻炎,口眼㖞斜,等等。

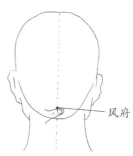

风府

5.太　　阳

【定位】在颞部、眉梢与目外眦之间,向后约 1 横指的凹陷处。

【主治】头痛,面痛,偏头痛,眼睛疲劳,牙痛,高血压,等等。

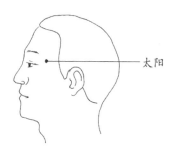

太阳

6. 率　谷

【定位】在头部,耳尖直上入发际 1.5 寸处,按压有酸胀感。

【主治】头痛,偏头痛,三叉神经痛,面神经麻痹,眩晕,呕吐,小儿高热惊厥,等等。

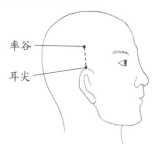

率谷

耳尖

7. 完　骨

【定位】在耳后乳突的后下方凹陷处,胸锁乳突肌附着部上方。

【主治】头痛，颊肿，口眼㖞斜，喉痹，牙痛，等等。

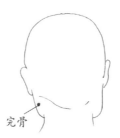

完骨

8.攒　竹

【定位】在面部，眉毛内侧边缘凹陷处。

【主治】头痛，口眼㖞斜，目赤肿痛，眉棱骨痛，眼睑下垂，迎风流泪，眼睛充血、疲劳，等等。

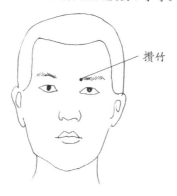

攒竹

9.睛 明

【定位】在面部,目内眦角稍上方凹陷处。

【主治】目赤肿痛,视物不明,目眩,近视,迎风流泪,偏头痛,结膜炎,睑缘炎,三叉神经痛,等等。

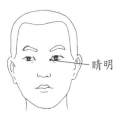

10.承 泣

【定位】在面部,瞳孔直下,当眼球与眶下缘之间。

【主治】目赤肿痛,口眼㖞斜,近视,视神经萎缩,眼睛疲劳,迎风流泪,等等。

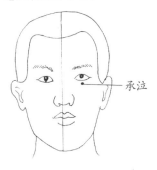

11. 印　堂

【定位】在面部,两眉头间连线与前正中线之交点处。

【主治】头晕,前头痛,目眩,目赤肿痛,三叉神经痛,眼部疾病,鼻塞,鼻炎,高血压,失眠,等等。

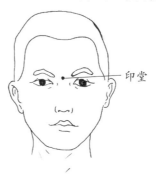

12. 人　中

【定位】在鼻下,上嘴唇沟的上 1/3 与下 2/3 交界处。

【主治】昏迷,晕厥,中暑,癫痫,急惊风,鼻塞,鼻衄,牙痛,牙关紧闭,黄疸,消渴,腰脊强痛,等等。

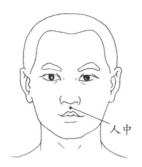

人中

13. 迎　香

【定位】在面部,鼻翼外缘中点旁,当鼻唇沟中。

【主治】鼻衄,鼻息肉,多涕,目赤肿痛,口眼㖞斜,唇肿,感冒,鼻塞,等等。

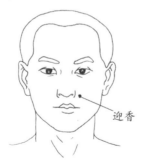

迎香

14. 四　白

【定位】在面部,目正视,瞳孔直下,当眶下孔凹陷处。

【**主治**】目赤痒痛,口眼㖞斜,面肌痉挛,视力减退,目翳,等等。

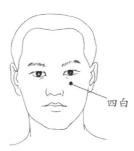

15.牵　正

【**定位**】在面颊部,耳垂前方 0.5 寸,与耳垂中点相平处。

【**主治**】面神经麻痹,口疮,腮腺炎,等等。

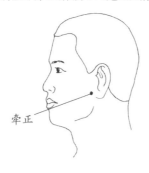

16.颊　车

【**定位**】在面颊部,下颌角前上方,耳下大约 1

横指处,咀嚼而肌肉隆起而出现的凹陷处。

　　【主治】下牙痛,面神经麻痹,口眼㖞斜,下颌关节炎,等等。

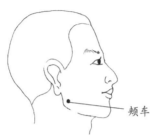

颊车

　　17.地　仓

　　【定位】在面部,唇角外侧,上直对瞳孔。

　　【主治】口眼㖞斜,流涎,牙痛,面神经麻痹,三叉神经痛,等等。

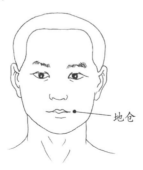

地仓

18.承　浆

【定位】在面部,当颏唇沟的正中凹陷处。

【主治】口眼㖞斜,唇紧,面肿,牙痛,牙龈肿痛,流涎,口唇生疮,等等。

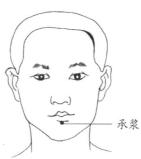

承浆

二、肩颈部

1.廉　泉

【定位】在人体颈部,当前正中线上,喉结上方,舌骨上缘凹陷处。即在颈部正中线与喉结正上方横皱纹交叉处。

【主治】舌下肿痛,舌根急缩,舌强不语,流涎,中风失语,咳嗽,哮喘,等等。

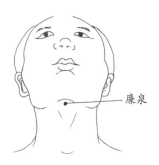

廉泉

2. 天　突

【定位】在颈部,当前正中线上胸骨上窝中央处。

【主治】咳嗽,哮喘,胸中气逆,咯血,咽喉肿痛,暴喑,瘿气,梅核气,等等。

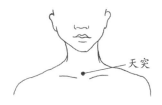

天突

3. 大　椎

【定位】在后颈部下端,当第 7 颈椎棘突(即大椎)下凹陷中。

【主治】热病,疟疾,手足发热,骨蒸潮热,咳嗽,喘逆,项强,肩背痛,癫痫,五劳虚损,中暑,霍乱,呕吐,等等。

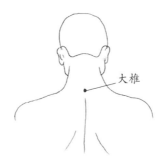

4. 定 喘

【定位】在后颈部,第 7 颈椎棘突下旁开 0.5 寸处。

【主治】哮喘,咳嗽,支气管炎,气紧,落枕,肩背痛,等等。

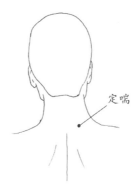

5.百　劳

【定位】在后颈部,当大椎直上 2 寸,后正中线旁开 1 寸处。

【主治】咳嗽,支气管哮喘,慢性支气管炎,肺结核,颈项强痛,落枕,颈项部扭挫伤,神经衰弱,等等。

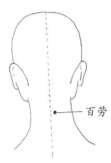

6.肩　井

【定位】在肩上,当大椎与肩峰端连线的中点。即乳头正上方与肩线交接处。

【主治】肩背痛,手臂不举,肩周炎,颈项强痛,乳房包块,乳腺炎,乳房小叶增生,中风,等等。

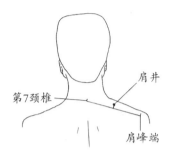

三、胸腹部

1.膻　中

【定位】在胸部,当前正中线上,平第 4 肋间,两乳头连线的中点。

【主治】心悸,心烦,呼吸困难,腹部疼痛,咳嗽,哮喘,慢性支气管炎,乳腺炎,等等。

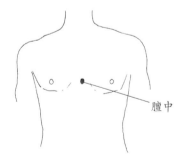

2. 章　门

【定位】在侧腹部,当第 11 肋游离端的下方。即在腋中线第 1 浮肋前端,屈肘合腋时肘尖正对处。

【主治】消化不良,胃胀,胃痛,腹痛,腹胀,胆囊炎,胆结石,肠鸣,泄泻,小儿疳积,等等。

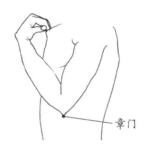
章门

3. 期　门

【定位】在胸部,当乳头直下,第 6 肋间隙,前正中线旁开 4 寸处。

【主治】胸胁胀满疼痛,情绪异常,呕吐,呃逆,吞酸,腹胀,泄泻,胆囊炎,胆结石,等等。

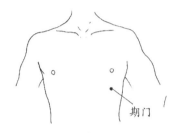

期门

4. 中　脘

【定位】在上腹部,前正中线上,当脐中上 4
寸处。

【主治】腹胀,腹泻,腹痛,吞酸,呕吐,便秘,黄
疸,食欲不振,目眩,耳鸣,神经衰弱,等等。

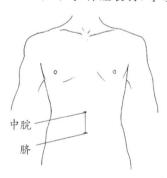

中脘

脐

5. 神　厥

【定位】在脐窝正中处。

【主治】腹痛,腹胀,泄泻,脱肛,水肿,虚脱,

等等。

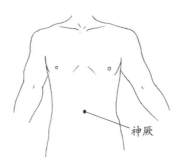

神阙

6. 天　枢

【定位】在腹中部,距脐中 2 寸处。

【主治】腹痛,腹胀,肠鸣,泄泻,痢疾,便秘,肥胖,月经不调,痛经,子宫肌瘤,细菌性痢疾,小儿单纯性消化不良,等等。

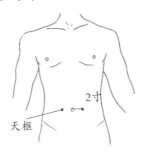

2寸

天枢

7. 水　分

【定位】在上腹部,前正中线上,当脐中上 1 寸处。

【主治】水肿,腹泻,腹痛,反胃,吐食,等等。

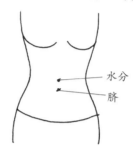

8. 气　海

【定位】在下腹部,前正中线上,当脐中下 1.5 寸处。

【主治】腹痛,腹胀,泄泻,遗尿,便秘,疝气,月经不调,遗精,痛经,子宫肌瘤,虚脱,等等。

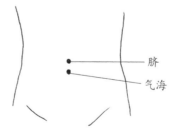

9. 关　元

【定位】在下腹部,前正中线上,当脐中下 3 寸处。

【主治】腹痛,腹胀,泄泻,便秘,疝气,小便频数,月经不调,遗精,阳痿,不孕不育,消瘦,虚脱,等等。

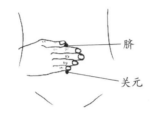

10. 水　道

【定位】在下腹部,当脐中下 3 寸,距前正中线 2 寸处。

【主治】腹痛,腹胀,泄泻,小便不利,肥胖,等等。

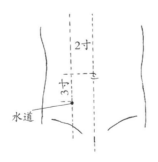

11. 中　极

【**定位**】在下腹部，前正中线上，当脐中下 4 寸处。

【**主治**】腹痛，腹泻，小便频数，遗溺不禁，阳痿，遗精，疝气，月经不调，痛经，带下，崩漏，水肿，不孕不育，等等。

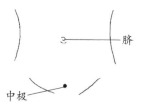

12. 子　宫

【**定位**】在下腹部，当脐中下 4 寸，中极旁开 3 寸处。

【**主治**】不孕，月经不调，痛经，盆腔炎，子宫肌瘤，等等。

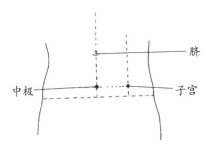

四、腰背部

1.天　宗

【定位】在肩胛区,肩胛冈中点与肩胛骨下角连线上 1/3 与下 2/3 交点凹陷中。

【主治】肩胛疼痛,肩颈部疼痛,颈椎病,肩周炎,气喘,等等。

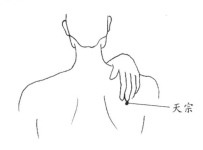

2.风　门

【定位】在背部,当第 2 胸椎棘突下,旁开 1.5 寸处。

【主治】感冒,咳嗽,头痛,项强,胸背痛,等等。

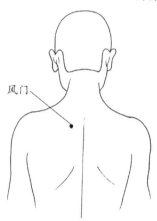

风门

3.肺　俞

【定位】在背部,第 3 胸椎棘突下,后正中线旁开 1.5 寸处。

【主治】感冒,咳嗽,胸闷气短,鼻塞,慢性支气管炎,支气管哮喘,等等。

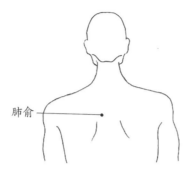

肺俞

4. 膈　俞

【定位】在背部,当第 7 胸椎棘突下,旁开 1.5 寸处。

【主治】呕吐,呃逆,气喘,胃脘胀痛,吐血,潮热,盗汗,贫血,等等。

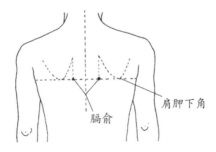

肩胛下角

膈俞

5. 肝　俞

【定位】在背部,当第 9 胸椎棘突下,旁开 1.5 寸处。

【**主治**】黄疸,胁痛,胃痛,眩晕,夜盲,目赤肿痛,癫痫,脊背痛,急性或慢性肝炎,情绪异常,胆囊炎,神经衰弱,肋间神经痛,等等。

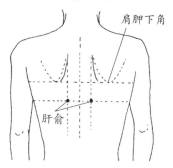

6.肾　俞

【**定位**】在背部,当第 2 腰椎棘突下,旁开 1.5 寸处。

【**主治**】排尿困难,小便异常,遗尿,遗精,阳痿,月经不调,水肿,耳鸣,耳聋,腰痛,等等。

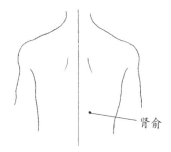

7.命　门

【定位】在背部,当后正中线上,第2腰椎棘突下凹陷中。

【主治】腰痛,腰酸,脊强,遗尿,尿频,泄泻,遗精,白浊,阳痿,头晕耳鸣,癫痫,惊恐,手足逆冷,精力减退,易疲劳,等等。

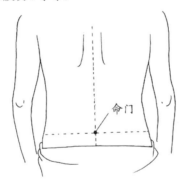

命门

8.腰阳关

【定位】在腰部,当后正中线上,第4腰椎棘突下凹陷中。

【主治】腰骶疼痛,下肢痿痹,月经不调、赤白带下等妇科病证,遗精、阳痿等男科病证。

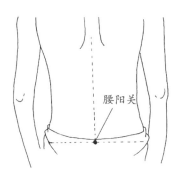

9. 腰　眼

【定位】在背部,当第 4 腰椎棘突下,旁开约 3.5 寸凹陷中。

【主治】腰痛,腰肌劳损,腰椎病,月经不调,带下,等等。

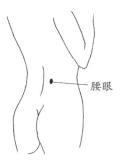

10. 八　髎

【定位】分为上髎、次髎、中髎和下髎,左、右共 8

个穴位,合称"八髎",分别在第 1、第 2、第 3、第 4 骶后孔中。

【主治】下腰痛,坐骨神经痛,下肢痿痹,小便不利,大便不调,月经不调,小腹胀痛,盆腔炎,等等。

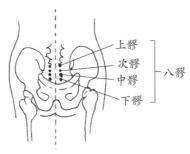

五、上　肢

1.合　谷

【定位】在手背,第 1、第 2 掌骨间,当第 2 掌骨桡侧的中点处。

【主治】口眼㖞斜,面瘫,发热,头痛,目赤肿痛,鼻衄,鼻渊,咽喉肿痛,牙痛,舌痛,耳聋,黄疸,痛经,中暑,晕车,腹痛,胃痛,等等。

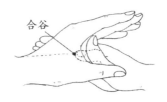

合谷

2. 内 关

【定位】在前臂掌侧,当腕横纹上 2 寸处,掌长肌腱与桡侧腕屈肌腱之间。

【主治】孕吐,晕车,手臂疼痛,头痛,眼睛充血,恶心,上腹痛,心绞痛,心肌炎,心律不齐,胃炎,癔病,等等。

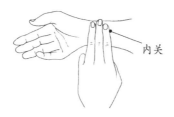

内关

3. 外 关

【定位】在前臂背侧,腕背横纹上 2 寸处,与前臂掌侧内关相对。

【主治】头痛,偏头痛,颊痛,颈椎病,目赤肿痛,肘部酸痛,手臂疼痛,肋间神经痛,等等。

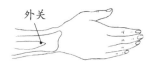

4.支　沟

【定位】在前臂后区,腕背侧远端横纹上 3 寸,当阳池与肘尖的连线上,尺骨与桡骨间隙中点。

【主治】耳鸣,耳聋,中耳炎,便秘,泄泻,胁痛,肩臂腰背酸痛,落枕,腕臂无力,等等。

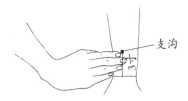

5.列　缺

【定位】在前臂桡侧缘,桡骨茎突上方,腕横纹上 1.5 寸处,当肱桡肌与拇长展肌腱之间。

【主治】感冒,咳嗽,气喘,咽喉肿痛,头痛项强,掌中热,上肢不遂,手腕无力或疼痛,等等。

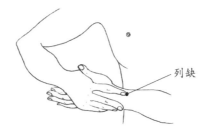

列缺

6. 曲　　池

【定位】在肘横纹外侧端,屈肘,当尺泽与肱骨外上髁连线中点。

【主治】手臂痹痛,半身不遂,感冒发烧,高血压,癫狂病,腹痛,咽喉肿痛,牙痛,目赤肿痛,皮疹,等等。

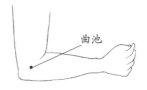

曲池

7. 尺　　泽

【定位】在肘关节,当肘二头肌腱的外方,肱桡肌起始部。即在肘横纹中,肱二头肌桡侧凹陷处。

【主治】咽痛,感冒,咳嗽,肘部疼痛,手臂疼痛,气喘,等等。

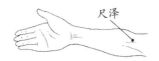

8.神　门

【定位】在腕部,腕掌侧横纹尺侧端,尺侧腕屈肌腱的桡侧凹陷处。

【主治】心痛,心烦,惊悸,怔忡,健忘,失眠,心慌,心神不宁,癫痫,晕车,高血压,等等。

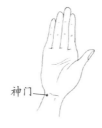

9.后　溪

【定位】在手掌尺侧,当第 5 指掌关节后尺侧的远侧掌横纹头赤白肉际处。

【主治】头痛项强,目赤肿痛,落枕,癫痫,疟疾,黄疸,腰背腿痛,肘、臂、手指挛急,等等。

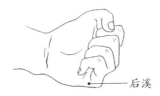

后溪

10. 劳 宫

【定位】在手掌心,当第2、第3掌骨之间偏于第3掌骨,握拳屈指时中指指尖处。

【主治】心痛,心悸,癫痫,口疮,口臭,两便带血,胸胁支满,黄疸,等等。

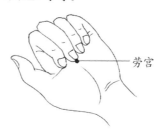

劳宫

11. 少 商

【定位】在拇指桡侧指甲角旁0.1寸处。

【主治】咽喉肿痛,心下满胀,汗出而寒,感冒,手挛指痛,昏迷,等等。

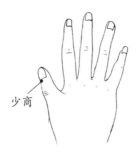

少商

12. 肩　髃

【定位】在肩部,三角肌上,臂外展,或向前平伸时,当肩峰前下方凹陷处。

【主治】肩臂痛,半身不遂,手臂挛痛,不能上举,手背红肿,等等。

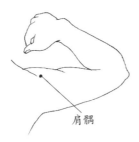

肩髃

13. 鱼　际

【定位】在拇指,第1掌指关节后凹陷处,约当第1掌骨中点桡侧,赤白肉际处。

【主治】咳嗽,气喘,发热,咽喉肿痛,肘臂、手指挛痛,小儿疳积,等等。

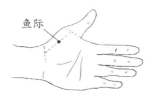

鱼际

14.落 枕

【定位】在手背侧,第 2、第 3 掌骨之间,掌指关节后 0.5 寸处。即手背中央,与掌心劳宫相对处。

【主治】落枕,手臂痛,颈椎病,小儿惊风,小儿消化不良,五谷不消,腹痛泄泻,胃痛,等等。

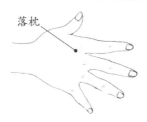

落枕

15.腰 痛

【定位】在手背,在第 2、第 3 掌骨及第 4、第 5 掌骨之间,当腕横纹与掌指关节中点处(腕背横纹下 1 寸),一手两穴。

【主治】腰部软组织损伤,急性腰扭伤,腰肌劳损,坐骨神经痛,等等。

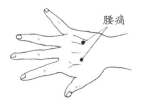

六、下　肢

1.膝　眼

【定位】在膝部,屈膝时,髌韧带两侧凹陷处,在内侧的称内膝眼,在外侧的称外膝眼。

【主治】膝关节肿痛,髌骨软化症,膝部骨质增生,脚气,等等。

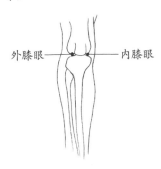

2.足三里

【定位】在胫部,外膝眼下 3 寸,距胫骨前嵴 1 横指,当胫骨前肌上。

【主治】胃痛,呕吐,腹胀,肠鸣,消化不良,下肢麻木、无力,泄泻,便秘,痢疾,疳积,水肿,心悸,气短,痛经,虚劳羸瘦,等等。

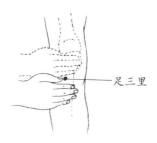

足三里

3.阑　尾

【定位】在胫部,膝膑以下约 5 寸,胫骨前嵴外侧 1 横指处。

【主治】慢性阑尾炎,右下腹疼痛,等等。

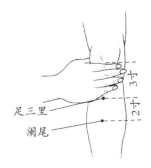

足三里

阑尾

4. 内　庭

【定位】在足背,当第 2、第 3 趾间,趾蹼缘后方赤白肉际处。

【主治】牙痛,咽喉肿痛,足背肿痛,胃痛,胃胀,等等。

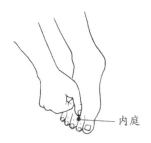

内庭

5. 行　间

【定位】在足背,当第 1、第 2 趾间,趾蹼缘的后方赤白肉际处。

【**主治**】癫痫,头痛,目眩,目赤肿痛,月经不调,痛经,易怒,心烦,胁胀痛,等等。

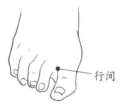

行间

6.血　海

【**定位**】在大腿内侧,屈膝时,髌底内侧上 2 寸,股四头肌内侧头的隆起处。

【**主治**】月经不调,痛经,鼻衄,皮下出血,便血,尿血,子宫肌瘤,等等。

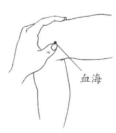

血海

7.阴陵泉

【**定位**】在小腿内侧,胫骨内侧下缘与胫骨内侧缘之间的凹陷中,在胫骨后缘与腓肠肌之间,比目鱼肌起点上。

【主治】腹胀,腹泻,肥胖,水肿,黄疸,小便不利,尿失禁,膝痛,等等。

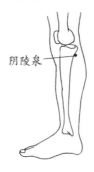

阴陵泉

8.三阴交

【定位】在小腿内侧,足内踝尖上 3 寸,当踝尖正上方胫骨边缘凹陷中。

【主治】消化不良,腹胀,肠鸣,腹泻,月经不调,崩漏,带下,闭经,子宫脱垂,阳痿,水肿,小便不利,遗尿,脚气,失眠,高血压,等等。

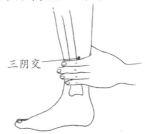

三阴交

9. 隐　白

【定位】在足大趾末节内侧,距趾甲角0.1寸处。

【主治】月经过多,崩漏,便血,尿血,多梦,腹满,等等。

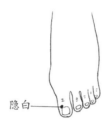

隐白

10. 太　溪

【定位】在足内侧,内踝后方与脚跟骨筋腱之间的凹陷处。

【主治】扁桃体炎,牙痛,咽喉肿痛,气喘,支气管炎,心内膜炎,手脚冰凉,月经不调,等等。

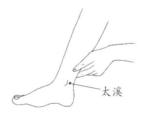

太溪

11. 照　海

【定位】在足内侧,内踝尖下方凹陷处。

【**主治**】咽喉干燥,失眠,便秘,小便频数,痛经,月经不调,等等。

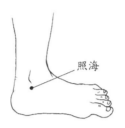

照海

12.涌 泉

【**定位**】在足底,足前部凹陷处第 2、第 3 趾趾缝纹头端与足跟连线的前 1/3 处。

【**主治**】神经衰弱,精力减退,失眠,高血压,晕眩,焦躁,咽喉痛,不孕,小便不利,等等。

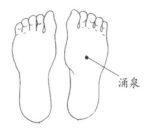

涌泉

13.太 冲

【**定位**】在足背侧,第 1、第 2 跖骨结合部之前凹陷处。

【**主治**】口臭,牙痛,头痛,眩晕,眼干涩,月经不调,癃闭,遗尿,胁痛,腹胀,黄疸,中风,夜晚磨牙,等等。

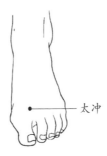

太冲

14.阳陵泉

【**定位**】在小腿外侧,腓骨头前下方凹陷处。

【**主治**】踝关节扭伤,肩周炎,落枕,下肢麻木,膝关节炎,脚气,胁痛,口苦,呕吐,黄疸,坐骨神经痛,肝炎,胆囊炎,等等。

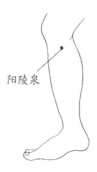

阳陵泉

15.胆　囊

【定位】在小腿外侧上部,当腓骨头前下方凹陷处(阳陵泉)直下 2 寸。

【主治】胆囊炎,胆结石,胆绞痛,胆道蛔虫病,黄疸,等等。

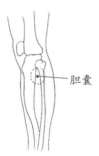

胆囊

16.悬　钟

【定位】在小腿外侧,当外踝尖上 3 寸,腓骨前缘。

【主治】坐骨神经痛,落枕,偏头痛,下肢麻木,中风,颈椎病,急性腰扭伤,等等。

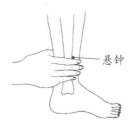

悬钟

17. 光　明

【定位】在小腿外侧,当外踝尖上 5 寸,腓骨前缘。

【主治】眼痛,夜盲,近视,远视,弱视,等等。

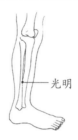

18. 丰　隆

【定位】在小腿外侧,当外踝尖上 8 寸,胫骨前肌外缘。

【主治】头痛,眩晕,咳嗽痰多,水肿,癫狂,等等。

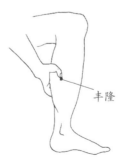

19.委　中

【定位】在腘横纹中点,当股二头肌腱与半腱肌肌腱的中间。

【主治】椎间盘突出,腰腿疼痛,肩膀麻木,丹毒,遗尿,等等。

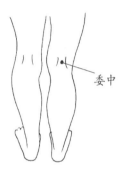
委中

七、小儿特殊

1.脾

【定位】在拇指桡侧,由拇指面螺纹到指根,属线形穴位。

【主治】消化不良,脾虚泄泻,吐奶,疳积,黄疸,湿痰,哮喘,慢惊风,隐疹不透,等等。

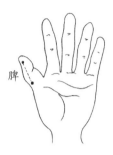

脾

2.肝

【定位】在食指掌面,由食指面螺纹到指根,属线形穴位。

【主治】小儿急惊风,感冒,头晕,头痛,等等。

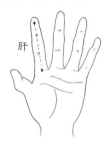

肝

3.心

【定位】在中指掌面,由中指面螺纹到指根,属线形穴位。

【主治】口唇生疮,口腔溃疡,小便短涩,抽搐,目赤,等等。

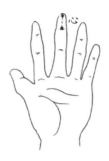

4.肺

【定位】在无名指掌面,由无名指面螺纹到指根,属线形穴位。

【主治】感冒,咳嗽,气喘,肺炎,急性或慢性支气管炎,出疹不畅,遗尿,便秘,等等。

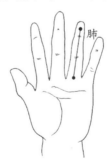

5.肾

【定位】在小指掌面,由小指面螺纹到指根,属线形穴位。

【主治】先天不足,智力低下,遗尿,小便不畅,五更泻,久咳,等等。

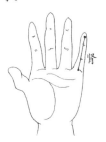

6. 胃

【定位】从手腕横纹至拇指根部赤白肉际处,属线形穴位。

【主治】消化不良,食欲下降,恶心呕吐,吐奶,吐血,鼻衄,牙龈出血,等等。

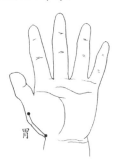

7.小　　肠

【定位】在小指尺侧缘,由小指指尖至指根,属线形穴位。

【主治】口唇生疮,口腔溃疡,小便异常,排尿困难,腹泻,等等。

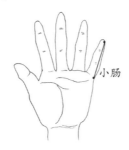

8.大　　肠

【定位】在食指桡侧缘,由食指指尖至指根,属线形穴位。

【主治】肛门红肿,便秘,腹泻,脱肛,痢疾,等等。

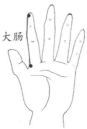

9.小天心

【定位】在手掌根部,大鱼际与小鱼际交接处的凹陷处,属点形穴位。

【主治】惊风,癫痫,烦躁,夜间哭闹,小便不利,尿血,气喘,痘疹欲出不透,等等。

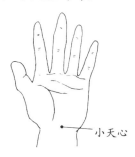

小天心

10.八　卦

【定位】以掌心(劳宫)为圆心,以圆心至中指指根横纹内1/3和外2/3交界点为半径,画一圆,八卦即在此圆上。

【主治】胸闷,饱胀,呕吐,泄泻,食欲下降,咳嗽,心烦,等等。

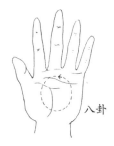

八卦

11.一窝风

【定位】在手腕背侧,腕横纹中央凹陷中,属点形穴位。

【主治】感冒,腹痛,惊风,等等。

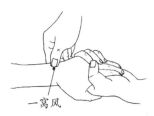

一窝风

12.三　关

【定位】在前臂的拇指侧,从腕横纹至肘横纹成一直线,属长线形穴位。

【主治】先天不足,汗多,一切虚寒证,等等。

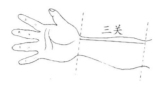

三关

13. 六腑

【定位】在前臂的小指侧,从肘横纹至腕横纹成一直线,属长线形穴位。

【主治】高烧,小儿惊风,便秘,痘疹,等等。

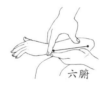

六腑

14. 天河水

【定位】在前臂手掌正中,从腕横纹至肘横纹成一直线,属长线形穴位。

【主治】感冒发热,夜啼,吐舌,咳嗽,腹泻,等等。

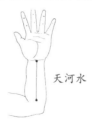

天河水

中篇 认识推拿

中医推拿是指用指、指端、掌、掌根、小鱼际、大鱼际、肘等部位，对患者的经络、穴位进行推、拿、按、摩、揉、捏、搓、扳、点、拨、拍、振、滚、擦、击等，以达到治疗疾病作用的一种治疗方法。其具有舒筋缓急、理筋整复、调利骨节、活血通络、平衡阴阳、行气活血、调理脏腑、美容养颜、养生保健等作用。

基本手法与功效

一、推　法

推法是以指、掌、拳、肘等着力于人体某处或经络、穴位上，做前后、上下、左右直线或弧线有节律推进的一种手法。此法具有行气活血、解痉止痛、疏通经络等功效。

（一）指推法

1.拇指平推法

以拇指指腹在某一部位或某穴上，按一定方向直推。此法适应范围较广,多用于头部、肩部、背部等处。

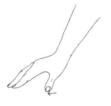

2. 指端推法

用拇指指端在某一部位或某一穴位上,腕部屈曲,拇指的指间关节灵活屈伸,运用腕力和指力,渐渐向一定方向推进。此法多用于穴位或痛点处。

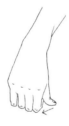

（二）掌推法

单手或双手手腕背伸,五指伸直,掌根着力向一定方向轻推或重推。轻推时速度要慢,用力较小;重推时速度加快,力度稍大。

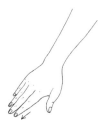

（三）肘推法

肘关节屈曲成 90°，以后肘部着力，向一定方向推动（一般向前推动）。此法适用于肌肉丰满或体形较胖者的下腰部、腿部。

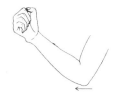

二、拿　法

以拇指指腹与其余四指指腹对合成钳形，施以夹力，逐渐将捏住的肌肤收紧、提起、放松，有节律地捏拿相应部位。此法具有舒筋活血、缓解肌肉疼挈、通调气血、发汗解表、开窍醒脑等功效。此法适用于颈部、肩部及四肢。

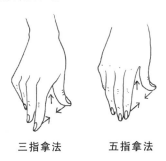

三指拿法　　　　五指拿法

三、按　法

以指或掌着力于体表,逐渐用力下压。此法具有开通闭塞、活血止痛等功效。

1. 指按法

以单手拇指指端或指腹着力(也可双手拇指重叠着力),其余四指张开作支撑助力,拇指垂直向下按压。此法适用于全身各部,尤适用于经络、穴位。

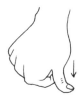

2.掌按法

单手或双手掌面置于相应部位，以肩关节为支点，利用身体上半部的重量，将力通过上臂、前臂传至手掌部，垂直向下按压。此法适用于背腰部、胸部及下肢后侧等。

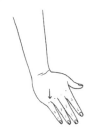

四、摩　法

用指或掌在体表轻柔、有节律地环形摩动。此法具有和中理气、消积导滞、温肾壮阳、行气活血、散瘀消肿等功效。

1.指摩法

食指、中指、无名指与小指并拢,指掌自然伸直,腕关节略屈,以四指面附着于相应部位,做有节律的环形抚摩。此法适用于颈项部、面部、四肢。

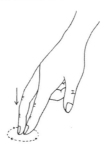

2.掌摩法

手掌自然伸直,腕关节略背伸,将手掌平置于相应部位上,使手掌随腕关节连同前臂做环形摩动。多用于腹部。

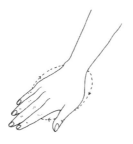

五、揉　法

以手掌大鱼际或掌根、手指指腹等部位着力，在相应部位以手带动皮肤、皮下组织一起做轻柔和缓的旋动。此法具有宽胸理气、消积导滞、活血祛瘀、消肿止痛等功效。

1. 指揉法

用中指着力于相应部位，做轻柔和缓的环旋活动，亦可用二指（食指、中指）、三指（食指、中指、无名指）揉。

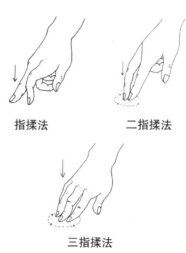

指揉法　　　　　二指揉法

三指揉法

2.掌揉法

用手掌着力于相应部位,做轻柔和缓的环旋活动。一般单掌操作,亦可双掌重叠操作。

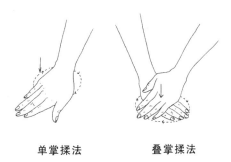

单掌揉法　　　　　叠掌揉法

六、捏　法

用拇指和其他手指在相应部位做相对性挤压,此法可单手操作,亦可双手同时操作。此法具有疏通经络、行气活血、缓解肌肉痉挛等功效。适用于颈部、肩部、四肢、背部等。

操作时用拇指和食指、中指指面或拇指与其余四指指面夹住相应部位,进行有节律的挤压、放松,并循序移动。

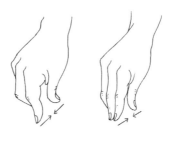

三指捏法　　　　　五指捏法

【附：捏脊】

捏脊是用拇指或食指桡侧缘顶住皮肤,拇指或食指、中指前按,三指同时用力提拿皮肤,双手交替捻动向前。此法具有调和阴阳、健脾和胃、疏通经络、行气活血等功效。可治疗消化不良、食欲不振、亚健康－慢性疲劳综合征、营养不良、小儿疳积等。适用于脊背部的督脉、膀胱经。

1.三指捏脊法

用拇指桡侧缘顶住皮肤,食指与中指同时用力提拿皮肤,双手交替捻动向前。

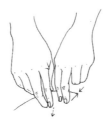

2.二指捏脊法

用食指桡侧缘顶住皮肤,拇指前按,两指同时用力提拿皮肤,双手交替捻动向前。

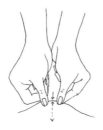

七、搓 法

以双手夹持肢体,或以单手、双手着力于相应部位,做快速的交替运动或往返运动。此法具有舒筋通络、调和气血、疏肝理气等功效。

1. 夹搓法

以双手掌面夹住相应部位,前臂与上臂施力,带动双手做相反方向的快速搓动,同时沿相应部位缓慢地上下往返移动。此法适用于上肢、下肢及胸胁两侧。

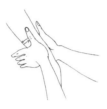

2. 推搓法

以单手或双手掌面着力于相应部位,前臂施力,做较快速的推去拉回的搓动。此法适用于背腰部及下肢后侧。

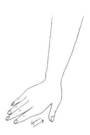

八、扳　法

扳动关节使其做被动的旋转或屈伸、收展运动。此法具有滑利关节、整复错位、松解粘连、缓解肌肉痉挛等功效。

操作时患者取侧卧位,患侧下肢在上,屈髋屈膝,健侧下肢在下,自然伸直。施术者面向患者站立,以一肘或手抵住其肩前部,另一肘或手抵于臀部。两肘或两手协调施力,先做数次腰部小幅度的旋转活动,使其腰部放松,然后相对用力并逐渐加大患者腰部的旋转角度,至最大限度时,瞬间用力,常可听到一清脆响声。

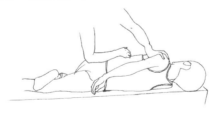

注意:腰部斜扳法需要专业推拿师或医师进行操作,一般患者或家属切勿随意模仿,以免出现意外。

九、点　法

以指端或关节突起部点按相应部位。因有类似针刺的效应，故也称为"指针"。此法具有通经活络、调理气机等功效。

1. 拇指端点法

以拇指指端着力于相应部位，进行持续点按。此法适用于面部、四肢、胸腹部、背部。

2. 屈拇指点法

拇指屈曲，以拇指指间关节桡侧或背侧着力于相应部位，拇指指端可抵于食指中节桡侧缘以助力，进行持续点按。此法适用于面部、四肢、胸腹部、背部。

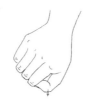

3.点穴棒点法

以点穴棒着力于相应部位,进行持续点按。此法适用于全身各部位。

十、拨 法

以拇指、手掌或肘深按于相应部位,进行单向或往返的移动。此法具有缓解肌肉痉挛、松解粘连等功效。拇指拨法、掌指拨法适用于肌腱、肌腹、腱鞘等部位,肘拨法适用于臀部环跳穴等。

操作时施术者以拇指、手掌或肘着力于相应部位,向下按压,做与肌腹、肌腱、腱鞘、韧带、条索等呈垂直方向的单向或来回拨动。

1.拇指拨法

以拇指指腹按于相应部位,以上肢带动拇指,做与肌腱、肌腹、条索等呈垂直方向的往返用力拨动。也可以两手拇指重叠进行操作。

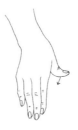

2.掌指拨法

以一手拇指指腹按于相应部位,另一手手掌置于该拇指之上,以掌发力,以拇指着力,做与肌腱、肌腹、条索等呈垂直方向的往返拨动。

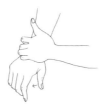

3.肘拨法

以肘部着力于相应部位,做与肌腹呈垂直方向的往返用力拨动。

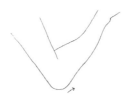

十一、拍　法

用虚掌拍打体表,可单手操作,亦可双手同时操作。

操作时施术者五指自然并拢,掌指关节微屈,使掌心空虚,腕关节放松,以前臂带动腕关节自由屈伸,指先落,腕后落;腕先抬,指后抬,用虚掌拍打体表。此法具有疏通经络、宣通气血、振奋阳气等功效。此法适用于肩背部、脊柱及两下肢后侧。

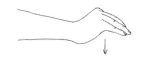

十二、振　法

以掌或指在体表相应部位静止性用力,产生快速而强烈振动的手法。此法具有镇静安神、健脾和胃、宽胸理气、调经活血等功效。

1.掌振法

以掌着力于相应部位,通过前臂和手掌肌肉强力的静止性用力,产生快速而强烈的振动。此法适用于全身。

2.指振法

以食指、中指指端置于穴位,通过前臂和手的肌肉强力的静止性用力,产生快速而强烈的振动。此法适用于头顶部、腹部、背部等部位。

十三、滚 法

以手背小指侧着力,通过前臂的旋转和腕关节的屈伸运动,使着力部在相应部位持续不断地来回滚动。此法具有缓解肌肉痉挛、消除肌肉疲劳等功效。此法主要适用于颈部、肩部、腰部、背部及四肢肌肉丰厚处。

操作时施术者沉肩、垂肘,以手背小指侧着力于相应部位,肘关节微屈并放松,腕关节放松,通过前臂主动推旋带动腕关节屈伸,使产生的力持续作用于相应部位。

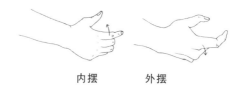

内摆　　　　外摆

十四、擦 法

用指、掌贴附于体表相应部位,做较快速的往返直线运动,使之摩擦生热,称为擦法。此法具有温经散寒等功效,作用于背腰部能温肾壮阳、行气活血;作用于肢体能舒筋通络、消肿止痛;等等。

操作时施术者以手掌的全掌、大鱼际、小鱼际尺侧缘着力于相应部位,腕关节伸直,使前臂与手掌相平,以肘或肩关节为支点,前臂或上臂做主动运动,使手的着力部分在体表做适度均匀的直线往返快速擦动。

1.掌擦法

用掌着力于相应部位,做直线往返快速擦动。此法适用于腰骶、四肢。

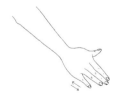

2.大鱼际擦法

用大鱼际着力于相应部位,做直线往返快速擦动。此法适用于上肢及颈部、肩部。

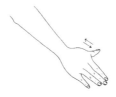

3.小鱼际擦法

用手的小鱼际尺侧缘着力于相应部位,做直线往返快速擦动。此法适用于腰骶、肩部、背部及四肢。

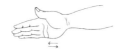

十五、击　法

用掌根、小鱼际、指尖、拳背或桑枝棒等器具击打相应部位。此法具有舒筋通络、行气活血、开窍醒脑、缓解肌肉痉挛、消除肌肉疲劳等功效。

1.掌根击法

手指微屈,腕略背伸,以掌根着力,有节律地击打体表。此法适用于背部、腰部、臀部等部位。

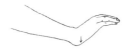

2.侧击法

五指自然伸直并分开,腕关节伸直,以手背小指侧(包括小指和小鱼际)着力,双手交替有节律地击打体表。也可两手合十,手指分开,有节律地击打相应部位。

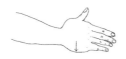

3.指尖击法

两手五指屈曲,以指尖着力,有节律地击打患者头部。

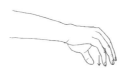

4.拳击法

以拳心、拳背、拳轮有节律地击打患者的体表。

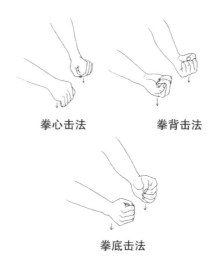

拳心击法   拳背击法

拳底击法

5.棒击法

用拍打棒有节律地击打相应部位。

【附:禁忌证】

1.慎用推拿的几种情况

(1)饥饿时,由于血糖过低可能导致休克。

(2)饭后 1 h 内,或腹胀时。

(3)剧烈运动后和极度疲劳时,应休息一段时间后再考虑施用手法。

(4)怀孕时,其腹部、腰骶部一般慎用手法。有些穴位如合谷、肩井、三阴交据记载可能引起流产,也不宜施用。其他部位不宜施用重刺激手法。

(5)酒醉时。

2.禁用推拿的几种情况

(1)诊断不明的急性脊柱损伤或伴有脊髓损伤症状者。

(2)急性传染病患者。

(3)皮肤破损、感染,或有严重的皮肤病患者,其病损局部和病灶部位禁止推拿。

(4)骨折部位,但骨折后遗症或骨折康复期除外。

(5)骨关节结核患者。

(6)出血性脑血管意外急性期患者。

(7)出血性疾病或正在出血的部位,如胃肠溃疡性出血、血小板减少、恶性贫血、白血病等。

(8)严重的心脏病患者。

(9)恶性肿瘤部位。

(10)精神疾病情绪不稳定者和酒后神志不清者。

下篇 常见病推拿法

一、感　冒

（一）临床表现

以鼻塞、流涕、咳嗽、头痛、咽痛、恶寒、发热、全身不适等为临床表现。四季皆可发病,以冬、春二季或人体抵抗力减弱时发病较多。

（二）治　疗

【方法一】

1.同时点按风池、太阳

患者取仰卧位,施术者坐于患者头后方,双手拇指、中指同时施力,拇指点按太阳,中指点按颈后两侧风池 1 min 左右,然后用轻力向后提拉 3 次。

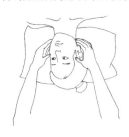

2. 振啄头部

患者取仰卧位,施术者坐于患者头后方,两手手指微屈,放松并自然分开,指端施力,分别振啄头部,1 min 左右。

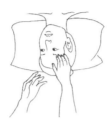

3. 按摩腰部、背部膀胱经

患者取俯卧位,施术者站于患者一侧,用一只或两只手掌交替施力于患者背部、腰部的督脉及膀胱经上,自上而下或自下而上按揉 3 min 左右。

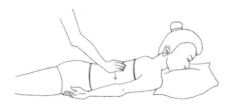

4. 捏拿肩部、颈项部

患者取坐位,施术者两手指施力,分别捏拿患者两侧第 7 颈椎与肩峰连线的中点处 1 min 左右,以局部有酸胀感为宜。

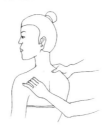

【方法二】

1. 摩脸面

患者先将两手手掌（指）搓热，然后顺着鼻两侧、眼圈、额部、耳旁反复抚摩，2 min 左右。

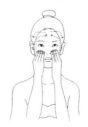

2. 挤提颈后部

患者两手手指交叉，抱着颈部，头稍向后仰，然后用掌根反复挤提颈后部 1 min 左右。

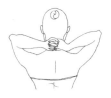

3.擦鼻翼部

患者两手拇指微屈,其余四指轻握拳,用拇指指背沿鼻翼上下反复擦 2 min 左右。

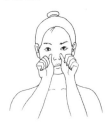

4.按揉合谷

患者取坐位,两手拇指交替按揉合谷 1 min 左右。

5.按揉内关

患者取坐位,两手拇指交替按揉内关 1 min 左右。

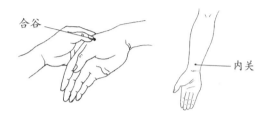

【方法三(指压经络)】

(1)用双手拇指并压法,将双手拇指端紧贴靠拢,以双手拇指施力沿督脉按压。

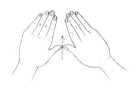

(2)两手拇指沿膀胱经按压。

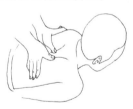

(3)左手支撑患者身体,右手拇指指端沿患者大肠经按压,其余四指或握拳或向外伸开。

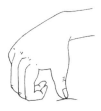

(4)将食指、中指、无名指靠拢,指端并齐,三指指端合并沿颈肩线按压。

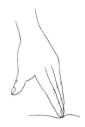

【方法四(点穴按摩)】

(1)用双手拇指指端点风市、肺俞、合谷、曲池,以被点穴位有较强的酸胀感为度。

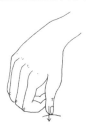

（2）用食指指端点太阳、外关，以被点穴位有较强的酸胀感为度。

（3）用一手拇指指端先后点风池、大椎的同时，另一手用五指捏法捏前额、头部及肩井。以所点的穴位和被捏的部位有较强的酸胀感为度，每穴点30～60 s。

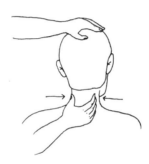

（三）注意事项

（1）每日早晚各1次，一般2～5天可愈。

（2）操作时，用力要适度，用力过小，不能起到应有的刺激作用；用力过大，易擦伤皮肤。

（3）注意天气变化，及时增减衣物。

（4）饮食宜清淡、易消化，忌辛辣、油腻、冷饮和不洁食物。

二、头　痛

（一）临床表现

头痛通常是指局限于头颈上半部分，包括眉弓、耳轮上缘和枕外隆突连线以上部位的疼痛，为临床常见症状。可单独出现，也可由多种急性、慢性疾病引起。头痛分为原发性和继发性两类，原发性头痛也称为特发性头痛，如偏头痛、紧张性头痛；继发性头痛包括各种颅内病变，如脑血管疾病、颅内感染、颅脑外伤、全身性疾病和滥用精神药物引起者，等等。头痛一年四季、任何年龄均可发生。

（二）治　疗

【方法一】

1. 分推颞部

患者取仰卧位，施术者坐于头后方，两手拇指指腹置于额部正中处，由内向外分推颞部，反复分推 2 min 左右。

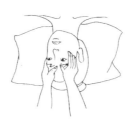

2.四指同时点按两侧风池、太阳

患者取仰卧位,施术者坐于头后方,两手拇指和中指指端同时用力,分别点按风池和太阳 1 min 左右,以局部酸胀感,或酸胀感放射到头顶为宜,然后用轻力向后提拉 3 次。

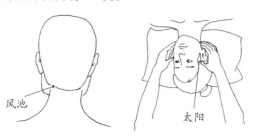

风池

太阳

3.疏擦头部

患者取仰卧位,施术者立于头后,两手十指指端置于头部发际处,向两侧颞部、头顶及枕部快速疏擦、颤动,频率越快越好,反复施术 2 min 左右。

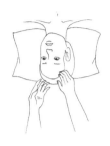

4.点按百会

患者取仰卧位,施术者立于头后方,右手拇指指端置于百会,左手拇指置于右手拇指背,然后双手拇指同时施力,垂直点按 1 min 左右,以局部麻、胀为宜。

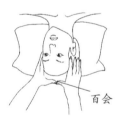

百会

【方法二】

1.挤提颈后部

患者取坐位,两手十指交叉抱着颈后部,头稍向后仰,然后用掌根反复挤提颈后 1 min 左右。

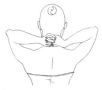

2.按揉合谷穴

患者取坐位,两手拇指指端交替施力,分别按揉对侧合谷 1 min 左右,以局部胀沉放射至手指为宜。

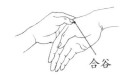

合谷

3.点按太冲

患者取坐位,将右脚放在左腿上,右手握住小腿,左手拇指指端点按太冲 30 s 左右,以酸胀感为度。然后换左脚,操作方法同右脚。

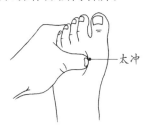

太冲

【方法三】

（1）患者取坐位或仰卧位,行一指禅"小∞字"和"大∞字"推法,反复分推3～5遍。

（2）指按、指揉印堂、神庭、攒竹、鱼腰、太阳、百会、四神聪等穴位,每穴1 min左右。

（3）从前额发际至风池处做五指拿法,反复3～5遍。

（4）行双手扫散法,1 min左右。

（5）沿前额部至头顶指尖敲击,反复3～6遍。

（6）患者取坐位或俯卧位,用一指禅推法沿项部膀胱经、督脉上下往返操作,结合揉、拨、推等方法,施术3～5 min。

（7）拿风池、项部两侧肌群及肩井,各30 s。

（8）在颈项、肩、上背部施以㨰法,2 min左右。

（9）在太阳、头维行一指禅推法,以较重力量按揉风池3～5 min。

（三）注意事项

（1）推拿虽对缓解头痛症状有较好疗效,但引起头痛的原因较为复杂,因此在进行经穴按摩前应做相应检查,明确诊断。

（2）推拿治疗头痛时,手法应轻柔,尤其应避免在头面部使用暴力和蛮力,以避免造成医源性损伤。

(3)生活要有规律,不能过度劳累。

(4)适当进行体育锻炼,避免精神刺激。

三、支气管炎

(一)临床表现

由感染、物理或化学刺激以及变态反应等因素引起的支气管黏膜的炎性改变。临床主要表现为咳嗽、咳痰,严重时会出现口张肩抬、难卧、大汗、四肢发冷、嘴唇发绀等。

(二)治　疗

【方法一】

1.点按大椎、定喘、肺俞、天府

患者取坐位,施术者立于背后,一手拇指指端施力,分别点按大椎,两侧定喘、肺俞,上肢上臂内侧的天府,各 30 s 左右。

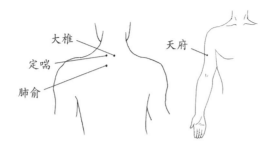

2. 揉拿颈项、上背及上臂部

患者取坐位,施术者站立在患者身后,两手掌指交替施力,揉拿颈项、上背及上臂部,反复施术5 min左右。

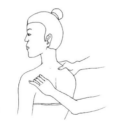

3. 摩　腹

患者取仰卧位,两膝屈曲,施术者站立于患者一侧,一手手掌置于患者腹部,另一手叠放于指背上,两手同时施力,以肚脐为中心,从右下腹开始,顺时针方向环转摩动,3 min左右。

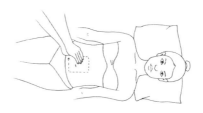

4.按揉足三里、丰隆

患者取仰卧位,施术者站立于患者一侧,一手拇指指端施力,按揉足三里、丰隆,各 30 s 左右。

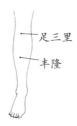

足三里

丰隆

5.捏　脊

患者取俯卧位,施术者两手食指、中指施力,横抵在骶尾骨上,两手手指交替沿督脉循经线向前推进至第 7 颈椎,随捏随推,每捏捻 3 下就上提 1 下,反复施术 3～4 遍。

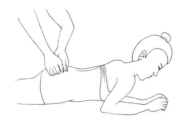

【方法二】

1.按揉膻中、天突

患者取坐位,一手中指指端施力,分别点按膻中、天突,各 1 min 左右。

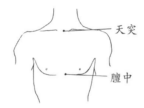

2.推颈项

患者取坐位,一手手指并拢,手指伸直用力,沿锁骨经耳垂后向上推至颈脊旁,反复直推 1 min 左右,以热为度。然后换对侧,方法相同。

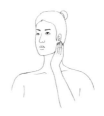

3.啄胸胁

患者取仰卧位,一手五指屈曲并拢、指尖并齐,轻轻啄击胸部胸骨两侧,沿肋间隙向腋下,反复啄击 1 min 左右,然后换对侧,方法相同。

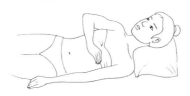

(三)注意事项

(1)注意天气变化,防止感冒,并进行适当体育锻炼。

(2)忌食鱼、虾等易诱发过敏的食物。

(3)避免接触刺激性气体及灰尘。

四、呃　逆

（一）临床表现

呃逆俗称打嗝，又称"哕逆"。以喉间呃呃连声，声短而频，不能自制为主要临床表现。

（二）治　疗

【方法一】

1.摩　腹

患者取仰卧位，两膝屈曲，施术者站于患者右侧，一手手掌置于患者腹部，另一手叠放指背上，两手同时施力，以肚脐为中心，从右下腹部开始，做顺时针方向团摩约 5 min。手法要轻快、柔和。

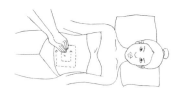

2.按揉背部

患者取俯卧位，施术者站立于患者一侧，两手

掌指施力交替进行,自上而下按揉背、腰部膀胱经,
3 min 左右。

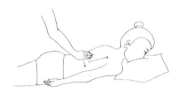

3.点按缺盆

患者取坐位,施术者站立于患者一侧,一手拇
指或中指施力,点按缺盆,30 s 左右,以感到胸部窜
麻为宜。

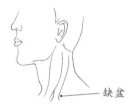

缺盆

4.点按内关

施术者两手拇指指端同时施力,分别点按两手
内关,1 min 左右,以有酸胀感为宜。

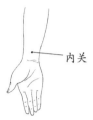

内关

【方法二】

1.点按天宗

患者取坐位,左手置于右侧肩部,中指指端施力点按天宗,30 s 左右。

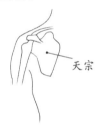

天宗

2.点按太冲

患者取坐位,将右脚放在左腿上,右手握住小腿,左手拇指指端点按太冲 30 s 左右,以酸、胀、麻感向足底发散为宜。然后换左脚,操作方法同右脚。

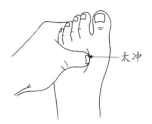

太冲

3. 摩　腹

患者取仰卧位,双膝屈曲,右手手掌置于下腹部,左手手掌贴于右手背上,两手同时施力,以肚脐为中心来回旋摩 3 min 左右。

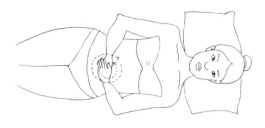

(三)注意事项

(1)每日早晚各 1 次,经穴按摩对非器质性疾病引起的呃逆疗效良好,因此做经穴按摩前应做相应检查,明确诊断。

(2)少吃生冷、辛辣、肥腻食物,注意饮食有节。

(3)注意情绪稳定。

五、便　秘

（一）临床表现

一般将2～3天或更长时间排便1次视为便秘，以大便秘结不通，排便周期延长；或排便周期不长，但粪质干结，排出艰难；或粪质不硬，虽有便意，但排便不畅为主要表现。本病可单独出现，也可见于多种病症。其发病无明显季节性，也无性别和年龄的差别，但可能与饮食习惯和缺乏活动有关。

（二）治　疗

【方法一】

1.点按支沟

患者取坐位，施术者两手拇指指端施力，分别点按两手支沟30 s左右。

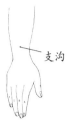

支沟

2.点按上巨虚

患者取仰卧位,施术者中指指端施力,分别点按双腿上巨虚,每次点按30 s左右。

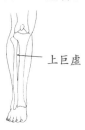

上巨虚

3.推揉腰背部

患者取俯卧位,施术者两手掌指施力,沿脊柱两侧膀胱经,从腰骶部边推边揉至上背部(重点推揉腰部),重复推揉3 min左右。

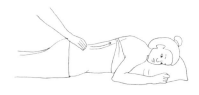

4.擦腰骶

患者取俯卧位,施术者两手掌指交替施力,一手扶患者腰部,另一手手掌、手指紧贴腰骶部,并稍用力下压,沿上下或左右方向做连续往返的轻快急擦,以皮肤微红、有温热感为宜。

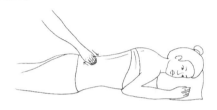

【方法二】

1.摩　腹

患者取仰卧位,两膝屈曲,两手掌指相叠,以肚脐为中心,在中、下腹部沿顺时针方向摩动 5 min 左右。摩动时手法要轻快、柔和、深浅适度,用力先轻后重,然后扩大范围摩动全腹 2 min 左右。

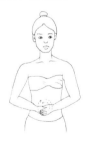

2.推按下腹部

患者取仰卧位,两膝屈曲,左手掌指置于下腹部的左侧上方,右手掌指置于左手手背上,两手同时用力,自上而下推按下腹部 2 min 左右。

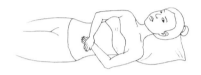

【方法三(叩击)】

(1)患者取仰卧位,施术者坐在患者右侧,先以中指单叩法轻叩中腕、大横、天枢、气海,每穴30 次。

(2)按顺时针方向摩腹,10 min 左右。

(3)二指禅式在大横处行气功叩穴 1 min。

(4)中指单叩法轻叩手部反射区横结肠、降结肠、小腹,每处 30 次。

(5)中指夹持叩法轻叩足部反射区胃、十二指肠、降结肠、直肠、肛门,每处 30 次。

(6)患者取俯卧位,施术者以中指夹持叩法轻叩肝俞、脾俞、胃俞、大肠俞、长强,每穴 30 次。

(7)以劳宫叩穴式在八髎处进行气功叩穴,每穴 1 min。

(8)按揉上巨虚,每侧 2 min。

（9）（6）～（8）步骤每日进行 1 次。

【方法四】

（1）患者取坐位，中指单叩法轻叩支沟、上巨虚、足三里，每穴 30 次。

（2）患者取仰卧位，双下肢平踩床面。一手手掌贴于患者腹中部，另一手手掌叠于手掌掌背，沿顺时针方向摩动 10 min 左右。（每日进行 1 次）

【方法五】

（1）患者取仰卧位，施术者以一指禅推法推揉中脘、天枢、大横，每穴 2～3 min。

（2）顺时针方向摩腹 8 min。

（3）患者取俯卧位，施术者以一指禅推法作用于肝俞、脾俞、胃俞、肾俞、大肠俞、八髎，每穴 1～2 min。

（4）沿脊柱两侧从肝俞、脾俞到八髎往返施以㨰法，5 min 左右。

（5）按揉肾俞、大肠俞、八髎、长强，每穴 1 min。

（三）注意事项

（1）保持精神舒畅，养成定时排便的习惯。

（2）多喝水（起床后可饮温开水）。

（3）饮食有节，多食蔬菜、水果，忌食辛辣、肥腻、刺激性食物。

（4）加强体育锻炼。

（5）饭前、饭后 1 h 内，不宜做腹部经穴按摩治疗。

六、失　眠

（一）临床表现

以经常不能获得正常睡眠为主要表现，轻者入眠困难，或睡中易醒，或时寐时醒，醒后不能再寐；重者可彻夜不眠。本病可单独出现，也可以与头痛、健忘、眩晕、心悸等同时出现。

（二）治　疗

【方法一】

1. 摩前额、面部

患者取仰卧位,施术者坐于患者头后方,两手拇指指腹置于前额正中处,双手同时施力,由内向外摩动,反复摩动 3 min。然后两手掌根分别置于两侧眼角外侧和面颊部,同时施力沿顺、逆时针方向反复运摩 2 min 左右。

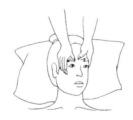

2. 疏颤头部

患者取仰卧位,施术者坐于患者头后方,两手手指微屈,指端同时施力,分别由前额部发际处向两侧颞部、头顶至枕部快速疏擦颤动,反复施术 2 min 左右,频率越快越好。

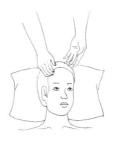

3.点按神门

患者取仰卧位,施术者一手握住患者腕关节,另一手拇指指端施力,点按两侧掌后神门,各 30 s 左右。

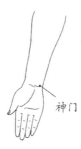

神门

4.按揉三阴交

患者取仰卧位,施术者两手拇指指端交替施力,按揉小腿两侧三阴交,各 1 min 左右。

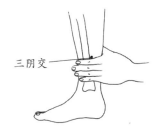

三阴交

5.推揉膀胱经

患者取俯卧位,施术者站立于患者一侧,两手掌指交替施力,沿膀胱经分别推揉脊柱两侧,从上背部边推边揉至腰骶部,反复施术 5 min 左右。

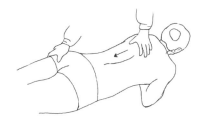

【方法二】

1.挤提后颈

患者取坐位,两手手指交叉抱着后颈,头稍后仰,然后用手掌掌根挤提、放松后颈,反复操作 1 min 左右。

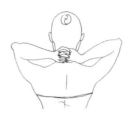

2. 擦腰骶

患者取坐位,两手掌指置于腰骶部,紧贴皮肤同时施力,从腰部摩擦至骶部,反复擦摩 2 min 左右。

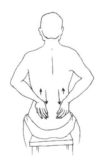

3. 摩　腹

患者取仰卧位,两膝屈曲,两手掌指重叠置于中腹部,以肚脐为中心,沿顺时针方向环转摩动 3 min左右。操作时全身放松,手法和缓自如,将精神集中于小腹。

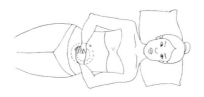

（三）注意事项

（1）每晚临睡前进行 1 次。

（2）注意饮食有节，起居有时。

（3）注意劳逸结合，加强体育锻炼。

七、痛　经

（一）临床表现

痛经是指女性在行经前后或正值行经期间，出现小腹及腰部疼痛的现象。严重者剧痛难忍，常伴面色苍白、头面冷汗淋漓、手足厥冷、泛恶呕吐等症，并随着月经周期发作。痛经分为原发性痛经和继发性痛经。原发性痛经多见于未婚女性。

（二）治　疗

【方法一】

1.拿提下腹部

患者取仰卧位,两膝屈曲,施术者站立于患者一侧,两手拇指和四指合力,从患者肚脐下方开始拿提腹部,边拿边提边放,慢慢下移至耻骨联合处,反复施术 5～7 次。

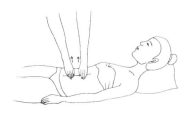

2.按小腿部

患者取仰卧位,施术者站立于患者右侧,两手拇指置于患者左小腿内侧,从上至下施术,慢慢按至踝关节处,反复施术 2 min 左右,以局部有酸胀感且酸胀感向足部放射为宜。然后换右小腿施术,方法与左小腿相同。

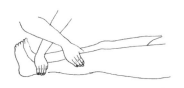

3.按揉背腰部

患者取俯卧位,施术者站立于患者一侧,两手掌指交替施力,从上背部按揉至腰骶部,在脊柱两侧反复推揉,推揉5 min左右。

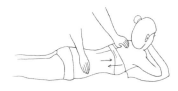

4.点按三阴交

患者取仰卧位,施术者站立于患者一侧,一手中指指端施力,点按两踝三阴交,各30 s左右,以局部有胀麻感为宜。

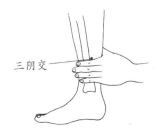

三阴交

5.点按血海

患者取仰卧位,施术者站立于患者一侧,一手拇指指端施力,垂直点按两膝血海,各 30 s 左右,以局部有酸胀感为宜。

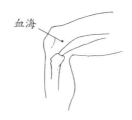

血海

【方法二】

1.揉摩腹部

患者取仰卧位,两膝屈曲,两手掌指相叠置于腹部,以肚脐为中心,在中腹部、下腹部沿顺时针方向反复环形揉摩,摩动 10 min 左右。操作时手法要轻快、柔和,用力应先轻后重,不可用蛮力揉摩。

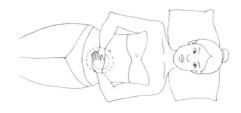

2.擦腰骶

患者取坐位,两手掌指并拢并伸直,紧贴腰骶部,从腰部自上而下摩擦至骶部,反复擦摩 3 min 左右,以皮肤微红、感觉微热为宜。

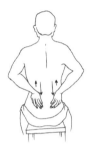

（三）注意事项

（1）引起女性痛经的病因较为复杂,在进行经穴按摩治疗前须做相应检查,明确诊断。

（2）经穴按摩宜在月经干净后第 7 天开始进行,每日进行 1 次,至下次月经来潮前 3 天停止,可连续按摩 2～3 个月。

（3）经期注意腹部保暖和个人卫生。

（4）注意避免精神刺激和过度劳累。

八、月经不调

（一）临床表现

月经不调是以月经的周期、经期、经量、经质等异常,即月经先期、月经后期、月经先后不定期、月经过多、月经过少、经期延长、经间期出血等为主要表现的妇科疾病。

（二）治　疗

【方法一】

1.推揉膀胱经

患者取俯卧位,施术者站立于患者一侧,两手掌指交替施力,沿膀胱经,从腰部边推边揉至上背部,反复推揉 5 min 左右。

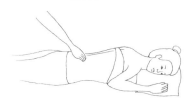

2.揉擦八髎

患者取俯卧位,施术者站立于患者一侧,两手掌指交替施力。施术者一手扶患者腰部,另一手紧贴其骶部两侧八髎处,自上而下揉擦至尾骨两侧,揉擦 3 min 左右。

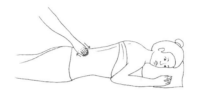

3.点按关元

患者取仰卧位,施术者站立于患者一侧,一手中指施力,垂直点按患者关元 30 s 左右,以局部出现酸胀感为宜。

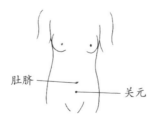

肚脐　　关元

4.点按血海

患者取仰卧位,施术者站立于患者一侧,拇指指端施力,分别垂直点按两膝血海 30 s 左右,以局部有酸胀感为宜。

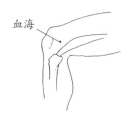

5.点按三阴交

患者取仰卧位,施术者站立于患者一侧,一手中指指端施力,分别垂直点按两踝三阴交 30 s 左右,以局部有酸、胀、麻感为宜。

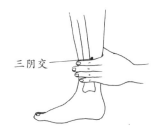

【方法二】

1.揉摩腹部

患者取仰卧位,两膝屈曲,两手掌指相叠置于腹部,以肚脐为中心,在中腹部、下腹部沿顺时针方向做环形揉摩,反复摩动 10 min 左右,以揉摩部位有温热感为宜。操作时手法要轻快、柔和,用力先轻后重,不可用蛮力揉摩。

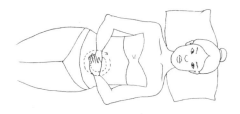

2.点按内关

体位自取,患者两手拇指分别点按两手手腕内关 30 s 左右,以局部出现胀麻感或胀麻感向上臂肘部放射为宜。

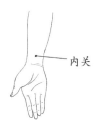

内关

（三）注意事项

(1)经穴按摩宜在月经干净后第 7 天开始,每日进行 1 次,到下次月经来潮前 3 天停止。

(2)注意经期卫生,避免精神刺激。

（3）忌食生冷或辛辣等食物。

九、小儿夜啼

（一）临床表现

小儿夜啼是指小儿白天如常，入夜则经常啼哭不眠，民间俗称"哭夜郎"。主要以无明显诱因的夜间哭啼，面色青白，四肢欠温，喜伏卧，食少便溏，神怯困倦；或面赤唇红，烦躁不安，口鼻出气热，一惊一乍，身腹俱暖，大便秘结；或面红或泛青，心神不宁，惊惕不安，睡中易醒，梦中啼哭；或厌食吐乳，嗳腐泛酸，腹痛胀满，睡卧不安，大便酸臭为主要表现。

有的患儿阵阵啼哭，哭后仍能入睡；有的啼哭不已，甚至通宵达旦。此病持续时间少则数日，多则经月，多见于半岁以内的婴幼儿。

（二）治　疗

【方法一】

1. 清心经

患儿取坐位，施术者一手握住患儿左手，另一手从患儿中指掌骨和指骨相接处向指尖行推法，反复推

1 min 左右。然后换患儿右手中指,方法相同。

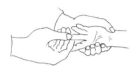

2.揉小天心

患儿取坐位,施术者一手握住患儿左手,另一手在患儿的掌根大鱼际、小鱼际相交的中点行推揉法,反复揉 2 min 左右。然后换患儿右手,方法相同。

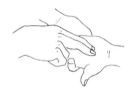

3.推三关

患儿取仰卧位,施术者一手握住患儿右手,另一手在患儿前臂桡侧,自腕横纹用推法直推至肘横纹,反复推 1 min 左右。然后换患儿左手,手法相同。

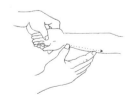

4.摩　腹

患儿仰卧位,施术者坐于患儿一侧,一手食指、中指、无名指和小指指腹(也可用掌根)置于患儿腹部,以肚脐为中心,沿顺时针方向抚摩 2 min 左右。操作时注意手法要轻柔、和缓并有节律。

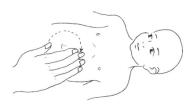

5.补脾经

患儿取坐位,施术者一手握住患儿左手,另一手置于患儿拇指指腹上行旋转推法,反复施术 1 min 左右。然后换患儿右手,方法相同。

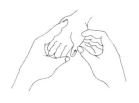

6.点按总筋

患儿取坐位,施术者一手握住患儿右手,另一手用拇指点按患儿手掌掌后腕横纹中点处 30 s 左右。然后换患儿左手,手法相同。

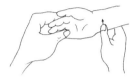

(三)注意事项

(1)过饱易伤脾胃,注意饮食有节,患病期间食易消化食物。喝牛奶时注意不要让患儿吸进空气。

(2)平时注意居室安静,避免患儿受惊吓。

(3)脾寒者注意保暖;心热者切勿过于保暖。

(4)患儿夜晚因饥饿,或尿尿,或其他疾病突然引起的啼哭,不属上述经穴按摩治疗小儿夜啼的范围,家长应及时就医,明确诊断。

十、小儿腹泻

(一)临床表现

腹泻是一种由多种原因引起的,以大便次数增多、粪质稀薄或如水样为特征的儿科常见病,属于消化不良。以大便次数增多,日行 3～5 次,甚至 10

余次;大便颜色呈淡黄色、黄绿色或褐色,质地呈蛋花样或水样,有时夹有黏液或未消化物为主要表现。有时会伴有发热、恶心、呕吐、腹痛、纳差、口渴、尿少等症状。

(二)治 疗

【方法一】

1. 摩揉腹

患儿取仰卧位,施术者用大鱼际、小鱼际在患儿腹部交替做小范围环旋摩揉 5 min 左右。

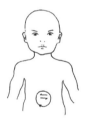

2. 揉天枢

患儿取仰卧位,施术者用拇指指端按揉患儿肚脐左右两旁天枢,各 100 次。

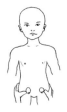

3.揉中脘

患儿取仰卧位,施术者用中指指端按揉患儿中脘 100 次。

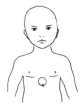

4.揉龟尾

患儿取俯卧位,施术者用中指指端揉患儿尾椎骨端 50 次。

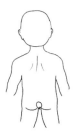

5.揉足三里

患儿取仰卧位,施术者用拇指指腹按揉患儿足三里 50 次。

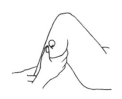

6.捏脊 9 遍。

患儿取仰卧位,施术者由龟尾边捏边推至大椎,双手一紧一松交替向上挤捏推进。

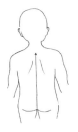

注意:捏脊,捏 9 遍,3 捏 1 提,捏拿患儿脊背。第 5 遍开始,重提患儿督脉两旁的背俞穴,主选胃俞、脾俞、肝俞,用双手的拇指与食指合作分别将背俞穴处的皮肤,用较重的力量在捏拿的基础上向后上方用力提拉一下。

【方法二】

手掌掌面,以掌心(内劳宫)为圆心,从圆心到中指指根横纹的 2/3 处为半径做圆周运动,沿入虎口方向施运法(运内八卦),沿出虎口方向施运法(顺运八卦),各运 50 次。

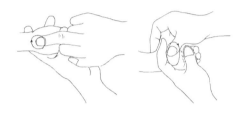

(三)注意事项

(1)治疗小儿慢性泄泻时,在运用推拿手法时要轻柔、和缓。

(2)需注意小儿护理,密切观察病情变化,及早发现新的症状,一旦出现高热、寒战等情况,应抓紧时间到医院就诊。

(3)提倡母乳喂养,不宜在夏季及小儿生病时断奶,添加辅食要循序渐进。

(4)注意饮食有节,适当控制饮食以减轻脾胃负担。对伤食泄泻的患儿可暂时禁食;对吐泻严重的患儿应及时送往医院就诊。

（5）禁食芸豆、螃蟹和生冷、煎炸及不易消化的食品。

（6）适当加强户外运动，注意天气变化，防止感冒，尤其要注意避免患儿腹部受凉。

（7）保持患儿皮肤清洁干燥，勤换尿布。每次大便后，应用温水清洗患儿臀部。

十一、颈椎病

（一）临床表现

颈椎病又称颈椎综合征，是由于颈椎长期劳损、骨质增生，或椎间盘脱出、韧带增厚，而使颈椎脊髓、神经根或椎动脉受压，进而出现一系列功能障碍的临床综合征。好发于30～60岁人群，主要症状为头、颈、肩、背、手臂酸痛，脖子僵硬，活动受限。

患者早期常感到颈部僵硬、酸胀、疼痛、麻木等，在咳嗽、打喷嚏、用力排便、低头劳动时疼痛加剧。随着症状逐渐加重，相继出现颈、肩、背、胸及上肢放射性疼痛、麻木。椎动脉受压者可出现眩晕、猝倒、头痛、视觉障碍；交感神经受压者，可出现头晕、偏头痛、心悸、耳鸣、四肢发凉等症状；久病重症者可出现手指发麻无力、肢体酸软无力，甚至大小便失禁；等等。

（二）治　疗

【方法一】

1.揉捏颈项、上背部及患侧上肢

患者取坐位，施术者站立于患者后方，两手手掌、手指交替施力，一手扶住患者头部，另一手在患者颈项部两侧自上而下往返揉捏 2 min 左右，然后在患者两侧肩、上背部及患侧上肢反复揉捏 3 min 左右。

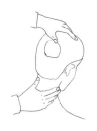

2.按揉肩井、肩髃、曲池、合谷

患者取坐位，施术者站立于患者一侧，两手拇指指端交替施力，按揉患者两侧肩井、肩髃、曲池、合谷，每穴按揉 1 min 左右。

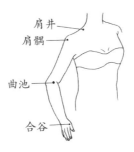

3.牵拉患侧上肢

患者取坐位,施术者站立于患者一侧,一手前臂从后侧置于患者腋下,稍向上、向外提患侧上肢,另一手握住患侧上肢前臂远端向下牵拉、放松,反复牵拉 1 min 左右。

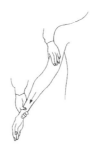

1.拨痛点

患者取坐位,施术者站立于患者一侧,让患者做头颈部主动左右转动的同时,施术者一手扶住患者肩部,另一手拇指指端施力,在患者的颈、肩及背部的痛点处上下、左右拨动 3～5 次。

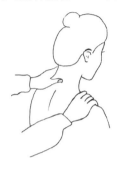

5.搓上肢

患者取坐位,患侧上肢肌肉放松,施术者站立于患者一侧,两手手掌、手指合力握住患者患侧上肢,从肩部开始,搓揉上臂至前臂末端,反复施术 5～7 次。

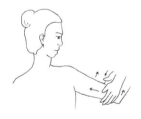

6.抖颤患侧上肢

患者取仰卧位,患侧上肢肌肉放松,施术者站立于患者一侧,两手握住患者患侧上肢末端,慢慢做波浪样起伏颤动,反复 5～7 次。

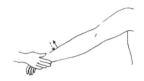

【方法二】

1.按揉风池

患者取坐位,两手拇指指端施力,按揉风池,反复按揉 1 min 左右。

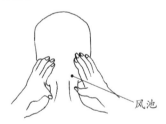

风池

2.擦患肢

患者取坐位,健侧手掌指合力,从患侧肩部至前臂部,反复擦摩 5 min 左右。

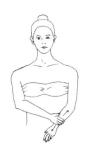

3.捏拿颈项

患者取坐位,头稍后仰,健侧手拇指和其余四指合力,从上至下捏拿颈项,反复捏拿 3 min 左右。

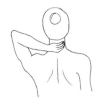

4.点按肩外俞

患者取坐位,健侧手中指指端施力,点按肩外俞 1 min 左右。

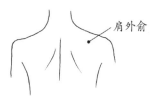

肩外俞

（三）注意事项

（1）每日或隔日进行1次。

（2）推拿手法操作宜轻巧适度，切忌用暴力。

（3）疼痛较甚、颈项不敢转动者或脊髓型颈椎病，应及时就医，遵医嘱治疗。

（4）平时应注意加强颈部的功能锻炼，纠正日常生活中的不良姿势；坚持颈部前屈、后伸、左右转动等功能锻炼。

（5）注意睡眠姿势，选用高低合适的枕头。

（6）避免长期低头伏案工作。

（7）注意颈肩部的保暖。

十二、肩关节周围炎

（一）临床表现

肩关节周围炎以肩局部疼痛为主，上肢主动和被动运动均受限，无上肢放射性疼痛及麻木为主要临床表现。初期肩部疼痛，活动不便，有的牵涉到颈背和上肢部。夜间疼痛加重，影响睡眠，晨起稍活动则疼痛减轻。继则患肢不能提裤、穿衣、脱衣和梳头等。久病患者甚至出现肩部肌肉萎缩。

（二）治 疗

【方法一】

1.点按肩髃、肩井、天宗

患者取坐位,施术者站立于患者一侧,一手扶住患者肩部,一手拇指指端施力,分别点按患侧肩髃、肩井、天宗,每穴点按 1 min 左右。

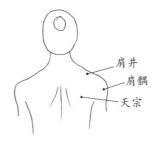

2.推患肢

患者取坐位,施术者站立于患者一侧,一手抬起患者患肢前臂,另一手掌指施力,沿前臂外侧经肘、肩部向上背推进,反复推按 2 min 左右。然后两手交换位置,一手抬起患者患肢前臂,另一手从前臂内侧向腋下推进,反复推按 2 min 左右。

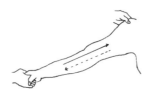

3.揉患肩

患者取坐位,施术者两手手掌相对,同时施力抱揉患肩,反复揉 5 min 左右。

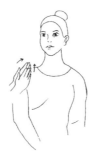

4.拨痛点

患者取坐位,施术者站立于患者一侧,一手按拨患者患肩的痛点,另一手同时拉着患肢做前屈、后伸、环转活动 1 min 左右。

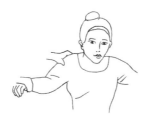

5.抖拔患肢

患者取仰卧位,患肢肌肉放松,施术者站立于患者一侧,两手握住患者手腕部,逐渐稍稍拔伸,同时缓慢、均匀地似波浪样上下起伏抖动,反复抖拔1 min左右。

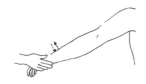

【方法二】

1.按揉患肩

患者取坐位,健侧手掌指合力,紧贴皮肤,以肩峰为中心,边按边揉,同时配合患肩做自主旋转活动,反复按揉 5 min 左右。

经穴与推拿

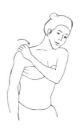

2.拍打患肩

患者取坐位,健侧手适当用力半握拳,反复拍打患肩 1 min 左右。操作时手法要有节律,用力要适度。

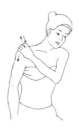

（三）注意事项

（1）患者要注意休息,注意患处保暖。

（2）初期患者,肩部疼痛剧烈时,手法一定要轻柔、和缓,切忌使用蛮力。

（3）病发期间患侧上肢不宜用力活动。

十三、腰椎间盘突出症

（一）临床表现

本症的主要临床表现为：腰部可持续疼痛，或反复发作，严重者不能久坐、久立、久行，翻身转侧困难，休息后症状减轻；下肢放射性疼痛，可与腰痛同时出现，也可单独出现，咳嗽、用力排便、打喷嚏时疼痛及放射性疼痛加重；腰部前屈、后伸、侧弯、旋转等活动受限；久病患者，常有主观麻木感，多局限于小腿后外侧、足背、足跟或足掌；中央型髓核突出可发生鞍区麻痹，甚至膀胱、直肠功能障碍；患侧下肢有发凉感；等等。

（二）治　疗

【方法一】

1.推膀胱经

患者取俯卧位，施术者站立于患者一侧，两手掌指交替施力，沿膀胱经走行。操作时由第 1 胸椎推摩至腰骶，反复推 3 min 左右，然后沿患侧下肢臀部后侧、外侧推至足跟，反复推 3 min 左右。

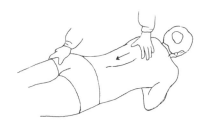

2.揉腰背

患者俯卧位,施术者站立于患者一侧,两手掌指置于患者腰背部,从上背交替施力揉至腰骶,再从腰部揉至上背部,往返揉 3 min 左右。然后在腰骶部(患处),以重点揉按、反复揉按直至腰骶部(患处)发热、疼痛减轻为宜。

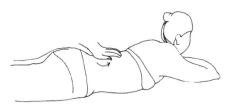

3.点按环跳、委中、承山

患者取俯卧位,施术者一手拇指指端施力,分别点按环跳、委中、承山,每穴各点按 1 min 左右。

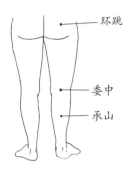

环跳

委中

承山

4．扳　腰

患者取侧卧位,患侧膝髋关节屈曲在上,健侧下肢自然伸直在下。施术者面对患者站立,以一手手掌或前臂上段按住患者患侧肩前部并向后推,另一上肢前臂上段抵住患者臀部外上方并向前扳,双上肢前臂协调将腰椎扭转至弹性限制位后,做一突发有控制的扳动,扩大扭转幅度 3°～5°,常伴有"咔"样的关节弹响声。

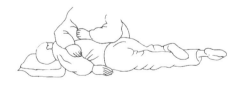

5．按揉患侧风市、阳陵泉、解溪

患者取仰卧位,施术者站立于患者一侧,一手拇指指端施力,按揉患侧风市、阳陵泉、解溪,每穴按揉 1 min 左右。

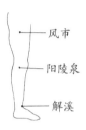

风市

阳陵泉

解溪

6.摇晃腰骶部

患者取仰卧位,髋膝屈曲,两手抱住膝关节,施术者一手托住患者背部,另一手扶住患者膝关节,让患者来回摇动其腰骶部,1 min 左右。

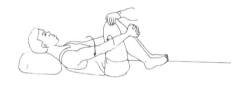

【方法二】

1.拍击腰骶

患者取坐位,两手手指并拢微屈,由上而下,以掌面轻轻拍击(拍击力度先轻后重)腰骶部,反复拍击3 min 左右。然后掌指施力,反复擦摩腰骶 2 min 左右。

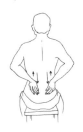

2.捏拿患肢痛点

患者取坐位,一手拇指和其余四指同时施力,反复捏拿患肢痛点处 2～3 min。

3.仰卧伸膝动髋

患者取仰卧位,膝关节自然伸直,两侧髋关节同时施力,缓慢地做伸缩运动(双腿一伸一缩,交替进行),反复进行 1～2 min。

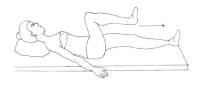

【方法三】

(1)患者平时可用磁锤轻叩患侧腰部阿是穴及环跳、承山,每穴 60 次。

(2)患者取仰卧位,双手置于体旁两侧,腹、臀部向上抬起至最大限度,使腰、臀部离开床面并持续数秒至 30 s,接着再放下,反复 3～5 次,每日至少1 次。

（三）注意事项

（1）经穴按摩前要排除骨质病变。

（2）操作时,手法应根据病情的具体情况适当调整,严防因施术手法不当而加重病情;施扳法时,切不可盲目追求"响声"。

（3）患者在治疗期间,应睡硬板床,注意腰部保暖。

（4）尽可能少做弯腰动作,避免搬重物。

（5）坚持腰背肌的锻炼。

十四、腰肌劳损

（一）临床表现

有长期腰痛史,反复发作。感腰骶部一侧或两侧酸痛,时轻时重,长久不愈。劳损的部位不同,可能会有较广泛的压痛感,压痛感一般不甚明显。酸痛感在劳累后加剧,休息后减轻,且与天气变化也有关系,通常在阴雨天气酸痛感会加重。腰腿活动一般无明显障碍,但活动时会有牵制感。在急性发作时,各种症状均显著加重,并可能伴随出现肌痉挛、腰脊柱侧弯、下肢牵制作痛等症状。若兼受风湿,患者患部会出现喜热怕冷,局部皮肤粗糙或感觉较迟钝等症状。

(二)治　疗

【方法一】

1.揉腰背

患者取俯卧位,两膝自然伸直,两手放于体侧,腰背部肌肉放松。施术者两手掌指施力,从上背揉至腰骶,再从腰骶揉至上背,反复按揉 10 min 左右,然后再重点揉腰部,揉 3 min 左右,以腰部有温热感并伴疼痛减轻为宜。

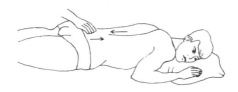

2.点按委中

患者俯卧位,两膝自然伸直,施术者两手拇指指端施力,点按委中(两侧)30 s 左右。

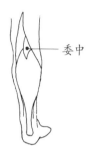

委中

3.摇晃腰骶

患者取仰卧位,髋膝屈曲,腰骶部自然放松,施术者一手托住患者臀部,另一手扶住患者膝关节,缓慢摇晃患者 1 min 左右。

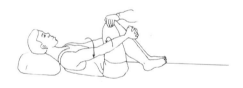

4.擦拍腰骶

患者取下蹲位,两足跟着地,腰部前屈,施术者一手扶住患者肩部,另一手掌指施力,自上而下反复擦拍患者腰骶部 1 min 左右,然后以空拳掌面拍打患者骶部 5～7 次。

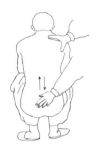

【方法二】

1.按揉腰骶

患者取坐位,头和胸部稍向后仰,两手握拳,从上至下用食指、中指掌指关节突起处施力按揉腰骶部,边按边揉,反复按揉 5 min 左右,然后再按揉痛点 1 min 左右。

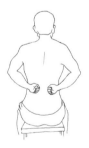

2.擦腰骶

患者取坐位,腰部前屈,两手五指并拢,掌指紧贴腰背部,用力向下擦至骶部,反复进行 2 min

左右。

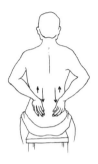

3.俯卧四肢后伸

患者取俯卧位,两膝伸直,两手放于体侧,头、胸及上、下肢同时后伸抬起,尽量保持 30 s 以上,放下后稍事休息,反复进行5～7次。

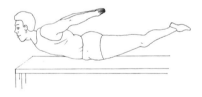

4.立位转腰

患者取站立位,两脚分开与肩同宽,两手叉腰,上半身左右缓慢旋转,各 15 次。

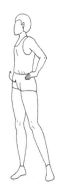

【方法三】

患者平时可用按摩锤轻轻叩击腰部酸痛部位5～10 min,再做腰部的前屈后伸、左右侧屈、左右旋转运动,每天早晨做 1 次。

（三）注意事项

（1）每日进行 1～2 次经穴按摩。

（2）慢性腰肌劳损患者要注意腰部保暖,避免劳累。

（3）平时以睡硬板床为好。

（4）工作中尽量变换体位,注意纠正不良姿势。